SITZUNGSBERICHTE DER SÄCHSISCHEN AKADEMIE DER WISSENSCHAFTEN ZU LEIPZIG

Mathematisch-naturwissenschaftliche Klasse
Band 106 • Heft 2

MANFRED GERSCH

HORMONE ALS REGULATOREN VON LEBENSVORGÄNGEN

AKADEMIE-VERLAG • BERLIN
1963

BERICHTE ÜBER DIE VERHANDLUNGEN DER SÄCHSISCHEN AKADEMIE DER WISSENSCHAFTEN ZU LEIPZIG

(ab Band 107: SITZUNGSBERICHTE DER SÄCHSISCHEN AKADEMIE DER WISSENSCHAFTEN ZU LEIPZIG)

MATHEMATISCH-NATURWISSENSCHAFTLICHE KLASSE

Band 97

Heft 1 Prof. Dr. ERICH STRACK, Beobachtungen über den endogenen Anteil des Kot-Stickstoffs
24 Seiten – 8° – 1949 – DM 2,50 *(vergriffen)*

Heft 2 Prof. Dr. ERNST HÖLDER, Über die Variationsprinzipe der Mechanik der Kontinua
13 Seiten – 8° – 1950 – DM 2,75 *(vergriffen)*

Heft 3 Dr. H. GERSTNER / Dr. H. BAARK / Dr. H. GRAUL, Der Wechselstromwiderstand der Froschhaut
25 Seiten – 8° – 1950 – DM 2,75 *(vergriffen)*

Heft 4 Prof. Dr. HERBERT BECKERT, Existenz- und Eindeutigkeitsbeweis für das Differenzverfahren zur Lösung des Anfangswertproblems, des gemischten Anfangs-Randwert- und des charakteristischen Problems einer hyperbolischen Differentialgleichung zweiter Ordnung mit zwei unabhängigen Variablen 42 Seiten – 8° – 1950 – DM 9,– *(vergriffen)*

Heft 5 Prof. Dr. HERBERT BECKERT, Über quasilineare hyperbolische Systeme partieller Differentialgleichungen erster Ordnung mit zwei unabhängigen Variablen. Das Anfangswertproblem, die gemischte Anfangs-Randwertaufgabe, das charakteristische Problem
68 Seiten – 8° – 1950 – DM 14,50 *(vergriffen)*

Heft 6 Prof. Dr.-Ing. ENNO HEIDEBROEK, Das Verhalten von zähen Flüssigkeiten, insbesondere Schmierflüssigkeiten, in engen Spalten
Nachdruck – 40 Seiten – 24 Abbildungen – 8° – 1952 – DM 5,80 *(vergriffen)*

Heft 7 Prof. Dr. HANS SCHUBERT, Über eine lineare Integrodifferentialgleichung mit Zusatzkern
52 Seiten – 8° – 1950 – DM 9,25 *(vergriffen)*

Heft 8 Dipl.-Phys. HELMAR KRUPP, Bestimmung der allgemeinen Lösung der Schrödinger-Gleichung für Coulomb-Potential 28 Seiten – 8° – 1950 – DM 5,50 *(vergriffen)*

Band 98

Heft 1 Prof. Dr. WALTER SCHNEE, Über magische Quadrate und lineare Gitterpunktprobleme
48 Seiten – 8° – 1951 – DM 4,65 *(vergriffen)*

Heft 2 Prof. Dr.-Ing. ENNO HEIDEBROEK, Über die Beziehungen zwischen Schmierung und Verschleiß bei geschmierter Gleitreibung
Nachdruck – 36 Seiten – 5 Abbildungen – 8° – 1954 – DM 2,75

Heft 3 Prof Dr.-Ing. e. h. KARL KEGEL, Der Salzstock Mirowo bei Provadia in Bulgarien
26 Seiten – 9 Abbildungen – 8° – 1951 – DM 3,– *(vergriffen)*

Heft 4 Prof. Dr. HERBERT BECKERT / Prof. Dr. HANS SALIÉ, Bemerkungen über die Verbiegung hyperbolisch gekrümmter Flächenstücke / Über Abels Verallgemeinerung der binomischen Formel 22 Seiten – 2 Abbildungen – 8° – 1951 – DM 2,25 *(vergriffen)*

Heft 5 Prof. Dr. ERICH STRACK, Die Dauerinfusion als Verfahren zur Erforschung des Kohlenhydratstoffwechsels des Tierkörpers 20 Seiten – 8° – 1952 – DM 2,– *(vergriffen)*

Band 99

Heft 1 Prof. Dr. HEINRICH BRANDT, Über das quadratische Reziprozitätsgesetz
18 Seiten – 8° – 1951 – DM 1,90 *(vergriffen)*

Heft 2 Prof. Dr. GEORG SPACKELER, Der Gebirgsdruck und seine Beherrschung durch den Bergmann
36 Seiten – 12 Abbildungen – 8° – 1951 – DM 1,65 *(vergriffen)*

Heft 3 Prof. Dr. ERNST DIEPSCHLAG, Die Anwendbarkeit der Regelungstechnik in der Hüttenindustrie
38 Seiten – 12 Abbildungen – 8° – 1952 – DM 3,90

Heft 4 Prof. Dr. ALBERT FROMME, Die Bedeutung der Entwicklungsgeschichte, besonders des Mesenchyms für die Klinik 24 Seiten – 8° – 1952 – DM 1,75 *(vergriffen)*

Heft 5 Dr. ROBERT BÖKER, Die Entstehung der Sternsphäre Arats
68 Seiten – 4 Abbildungen – 2 Falttafeln – 3 Tabellen – 8° – 1952 – DM 5,60

Band 100

Heft 1 Prof. Dr. HEINRICH BRANDT, Über Stammfaktoren bei ternären quadratischen Formen
24 Seiten – 8° – 1952 – DM 2,25

SITZUNGSBERICHTE DER SÄCHSISCHEN AKADEMIE
DER WISSENSCHAFTEN ZU LEIPZIG

Mathematisch-naturwissenschaftliche Klasse
Band 106 · Heft 2

MANFRED GERSCH

HORMONE ALS REGULATOREN VON LEBENSVORGÄNGEN

Mit 12 Abbildungen

AKADEMIE-VERLAG · BERLIN
1963

Vorgetragen in der öffentlichen Gesamtsitzung am 20. April 1963
Manuskript eingeliefert am 1. August 1963
Druckfertig erklärt am 20. November 1963

Erschienen im Akademie-Verlag GmbH, Berlin W 8, Leipziger Straße 3–4

Lizenznummer: 202 · 100/868/63
Gesamtherstellung: IV/2/14 · VEB Werkdruck Gräfenhainichen · 2134
Bestellnummer: 2027/106/2 · ES 18 G 1 / 18 G 3 · Preis: DM 2,50

Wenn von Hormonen und ihren Funktionen im tierischen Organismus die Rede ist, denkt man zunächst sicherlich an die Verhältnisse bei höheren Tieren, d. h. bei Wirbeltieren im weiteren und Säugetieren im engeren Sinne, vielleicht sogar nur an die funktionelle Bedeutung der Hormone beim Menschen. Aus verschiedenen Gründen erscheint dies naheliegend.

Wie in vielen anderen Fällen hat sich auch die frühzeitige Hormonforschung in enger Anlehnung an die Probleme, Aufgaben und Bedürfnisse der Humanmedizin entwickelt. Die Hormondrüsen und die Hormonwirkungen wie auch die Hormone selbst sind uns daher beim Menschen, Säugetier bzw. Wirbeltier sehr gut bekannt.

Entscheidendes Kriterium für alle Hormone ist die Regulations- oder Koordinationstätigkeit, durch die die verschiedenen Organe zu einheitlich abgestimmter Funktionsweise des ganzen Organismus gebracht werden. Die gleiche Funktion kommt bekanntlich dem Nervensystem zu. Von den Verhältnissen bei Wirbeltieren ausgehend, scheinen Nervensystem und Hormonsystem trotz vielfältiger gegenseitiger Beziehungen zwei in ihrer regulatorischen Wirkungsart unterschiedliche Organsysteme darzustellen. Die Hormone der Wirbeltiere werden im wesentlichen in Drüsen innerer Sekretion gebildet, von da in das Blut abgegeben und auf diesem Wege zu den Wirkorten transportiert.

Fast bis zum heutigen Tage hat man versucht, diese für die Wirbeltiere charakteristische Situation und die daraus sich ergebende Vorstellung eines Hormonsystems auf alle anderen Tiergruppen, insbesondere auch auf die niederen oder sog. wirbellosen Tiere zu übertragen. Mit diesen Vorstellungen über das Hormonsystem lassen sich jedoch schwer schon die ersten Hinweise über das Vorkommen der Hormone bei wirbellosen Tieren in Einklang bringen.

Kopec (1917, 1922) stellte fest, daß Raupen des Schmetterlings Lymantria dispar bei frühzeitiger Enthirnung oder auch nach Schnürung des Vorderendes nicht in der Lage sind, sich weiter zu häuten bzw. zu verpuppen. Enthauptung oder Schnürung zu einem späteren Zeitpunkt haben dagegen keinen Einfluß auf den nächsten Entwicklungsschritt. Ebensowenig vermag die Trennung der Nervenbahn zwischen Gehirn und dem übrigen Zentralnervensystem den Häutungsablauf zu beeinflussen. Die hieraus sich ergebende Schlußfolgerung, daß das Gehirn auch als Hormonorgan anzusprechen ist, hat sich seitdem durch vielfältige Versuche und Untersuchungen bestätigt.

Der zweite experimentelle Hinweis auf hormonale Regulation bei wirbellosen Tieren, der sich auf Krebse bezieht, erscheint zunächst ebensowenig verständlich. KOLLER, (1927) und PERKINS (1928) fanden unabhängig voneinander bei Garneelen, daß ein hormonaler Faktor aus den Augenstielen die durch Farbzellen hervorgerufene Hell- oder Dunkelfärbung beeinflußt. Wenig später zeigte sich, daß Faktoren aus dem Augenstiel von Krebsen auch den Häutungsablauf kontrollieren. Es spielen somit Anteile des Zentralnervensystems eine besondere Rolle bei der hormonalen Kontrolle verschiedener Lebensvorgänge. Ein Verständnis dieser zunächst recht unverständlich erscheinenden Situation erwächst aus der Betrachtung einiger ausgewählter Beispiele.

Hierfür wählen wir als erstes die *Insektenmetamorphose*. Das Wachstum der Insekten vollzieht sich wie das aller Gliedertiere (Arthropoden) in Häutungsschritten. Die Imaginalform wird entweder durch eine mit jeder Häutung schrittweise erfolgenden Vervollkommnung oder aber durch Einschalten eines Puppenstadiums zwischen der Larve und der geschlechtsreifen Form (Imago) erreicht. In beiden Fällen kann durch Schnürung der Larve die weitere Häutung bzw. Verpuppung verhindert werden. Im Gegensatz zu der ursprünglichen Annahme hat sich jedoch gezeigt, daß das Gehirnhormon die Häutungsvorgänge nicht direkt auslöst, sondern eine im 1. Brustsegment liegende Drüse stimuliert. Diese sog. Prothoracaldrüse schüttet das eigentliche Häutungshormon aus.

Das Gehirn ist somit endokrin der Häutungsdrüse übergeordnet. Bei einer Häutung zum nächsten Larvenstadium ist außerdem noch das Larvalhormon oder Neotonin beteiligt, das in den Copora allata gebildet wird. Das Zusammenwirken der verschiedenen Hormone bei Häutung und Metamorphose der Insekten führt je nachdem zur Larven-, Puppen- oder Imaginalhäutung.

Für das Verständnis dieses Systems verschiedener Hormonorgane der Insekten erscheint es von Belang, ihre ontogenetische Herkunft und ihre anatomisch-funktionelle Situation kurz zu beleuchten. Das Gehirnhormon wird bei allen Insekten in sekretorisch tätigen Nervendrüsenzellen der pars intercerebralis im Vorderhirn (Protocerebrum) gebildet (Abb. 1) und in Nervenfasern zu den paarigen Corpora cardiaca geleitet, die dem Gehirn als Anhangs„drüsen" unmittelbar ansitzen. Sie bilden die Speicherorgane für das Gehirnhormon, das infolge seiner Eigenschaft als Stimulator auch als Aktivationshormon bezeichnet wird. Die Corpora allata, Produktionsort des Larvalhormons, entstehen ontogenetisch als Abfaltungen der embryonalen Haut und verlagern sich in der weiteren Embryonalentwicklung dorsalwärts. Dadurch erreichen sie bei den meisten Insekten, wenngleich auch nicht gleichmäßig in allen Fällen, eine direkte Verbindung mit dem dorsalen Blutgefäß, was jedoch grundsätzlich für die Corpora cardiaca zutrifft. Die dor-

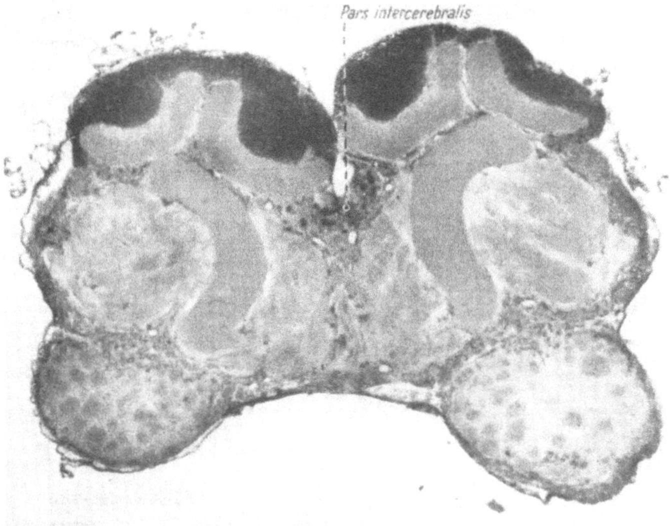

Abb. 1. Schnitt durch das Gehirn der Schabe Periplaneta americana. Im Bereich der sog. pars intercerebralis des Vorderhirns sekretorisch tätige Nervenzellen. Produktionsort von Neurohormon

sale Lageveränderung führt schließlich zu einer anatomischen und funktionellen Angliederung der Corpora allata an das neurokrine System. Sie liegen unmittelbar hinter den Corpora cardiaci und werden auch über sie innerviert. Ebenso wie die Corpora allata leiten sich die Prothoracaldrüsen von ektodermalen Abschnürungen im Bereich des ersten Brustsegmentes (Prothorax) ab. Im Gegensatz zu ersteren behalten sie jedoch ihre anatomische Isolierung bei, sind jedoch funktionell dem neurokrinen System infolge der bereits erwähnten Abhängigkeit von dem Aktivationshormon unterstellt. Prinzipiell ist diese Situation für alle Insekten gültig.

In letzter Zeit hat sich jedoch gezeigt, daß außer dem Gehirn auch andere Anteile des Zentralnervensystems als Produktionsorte für Neurohormone in Frage kommen. Diese Feststellung, die sich nicht nur auf Insekten bezieht, sondern auf alle anderen Gruppen der wirbellosen Tiere ausgedehnt werden kann, führt zu der grundsätzlichen Einsicht, daß das gesamte Zentralnervensystem auch in endokriner Hinsicht ursprünglich als Einheit anzusehen ist. Dies deuteten zunächst morphologische Tatsachen an, die in früheren Zusammenstellungen erörtert worden sind (GERSCH 1957, 1960). Dagegen sollen jetzt einige physiologische Tatsachen besprochen werden, die diese Auffassung stützen. Unser Anliegen

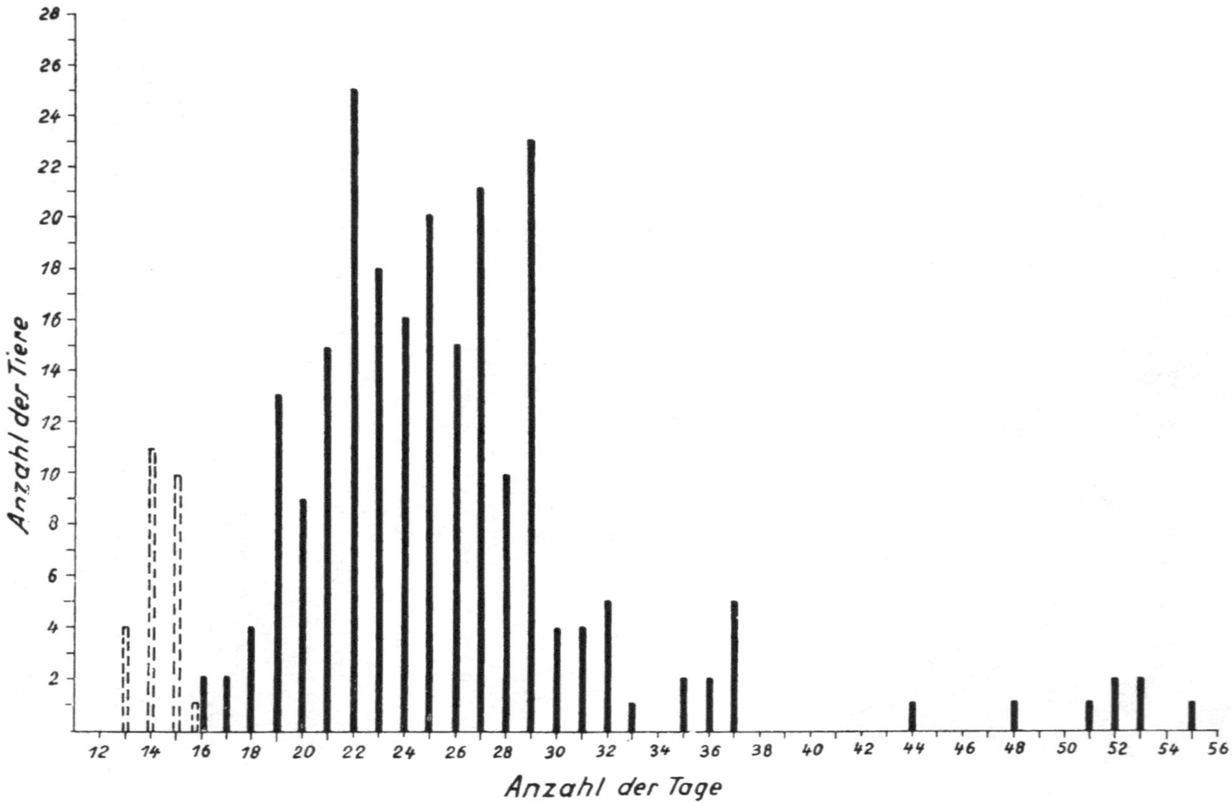

Abb. 2. Übersicht über die Verzögerung der Häutung zum Falter nach vorheriger Entfernung des Gehirns bei frisch geschlüpften Puppen des Seidenspinners Bombyx mori. (Ausgezogene Säulen). Die nicht enthirnten Tiere (Kontrollen, gestrichelte Säulen) häuten sich sämtlich früher (Nach noch unveröffentlichten Untersuchungen)

ist es dabei zugleich, ein zusammenhängendes Verständnis von den Grundzügen und der Entwicklung des Hormonsystems im Tierreich zu gewinnen.

Man kann daher unmittelbar mit dem Hinweis auf die Steuerung der Häutung und Metamorphose bei Insekten anknüpfen und auf neuere Erfahrungen mit der ursprünglichen Methode der Enthirnung von Schmetterlingsraupen bzw. -puppen verweisen. Abgesehen soll dabei hier von solchen Fällen werden, bei denen das Gehirn eines äußeren Stimulationsreizes bedarf, um die Entwicklung zum folgenden Schritt in Gang zu bringen, wie es z. B. durch Kältebehandlung diapausierender Schmetterlingspuppen erfolgt. Enthirnung bedeutet in diesem Fall nicht nur Ausfall des Hormonbildungsortes, sondern zugleich auch Eliminierung des für die Reizaufnahme erforderlichen Perzeptionsorgans, so daß als Folge die Bildung von Dauerstadien verständlich wird.

In den anderen Fällen führt Enthirnung nicht zu völligem Entwicklungsstillstand, sondern lediglich zur Verzögerung der Entwicklung. Enthirnungsversuche an frisch geschlüpften Puppen des chinesischen Seidenspinners Bombyx mori ergaben Entwicklungsverzögerungen bis zu 40 Tagen gegenüber normalen, nicht enthirnten Tieren (noch unveröffentlicht, Abb. 2). Ebenso trat nach Enthirnung frisch geschlüpfter Puppen des Eichenseidenspinners Antheraea pernyi die Falterentwicklung später ein. Bei den jungen Faltern, deren Gehirn aus dem Puppenstadium exstirpiert worden war, zeigte sich ein regeneriertes Ganglion, in dem sich auch Sekretionszellen befanden (Abb. 3). Hierin liegt offenbar zusammen mit der anzunehmenden ständigen Sekretionstätigkeit neurosekretorischer Zellen im Bauchmark der Grund für die mit Verzögerung aber sonst normal ablaufenden Imaginalentwicklung.

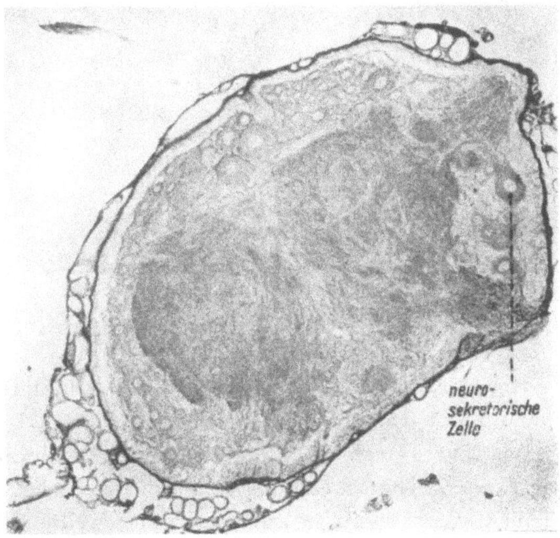

Abb. 3. Frontalschnitt durch ein Gehirnregenerat des Eichenseidenspinners Antheraea pernyi (Falter) bei dem im frühen Puppenstadium das Gehirn entfernt wurde. Das Regenerat enthält neurosekretorische Zellen. (Nach noch unveröffentlichten Untersuchungen)

Verschiedene Insekten besitzen die Fähigkeit, sich bei entsprechend langer Einwirkung einer Untergrundfärbung mit dem nächsten Häutungsschritt durch Ausbildung der jeweiligen Pigmente, die die Färbung bedingen, den Farbverhältnissen anzupassen. Unter den Schmetterlingen sind diese Erscheinungen

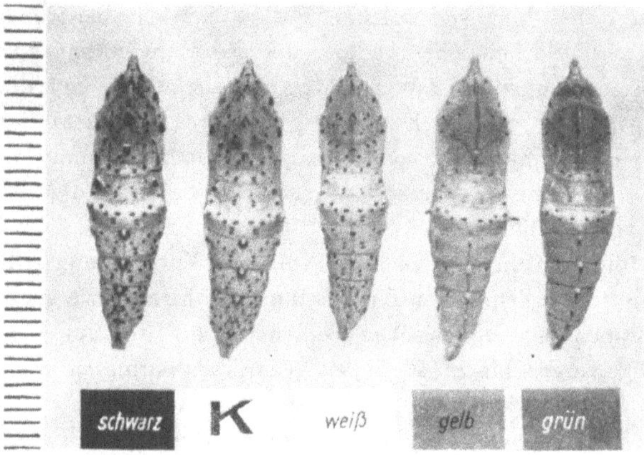

Abb. 4. Anpassung von Raupen des Kohlweißlings Pieris brassicae, die auf dem letzten Raupenstadium verschiedenen Untergrundfärbungen ausgesetzt waren. (Die Schwarz-Weiß-Photographie gibt davon nur eine unvollständige Vorstellung.) (Nach unveröffentlichten Untersuchungen von J. UNGER)

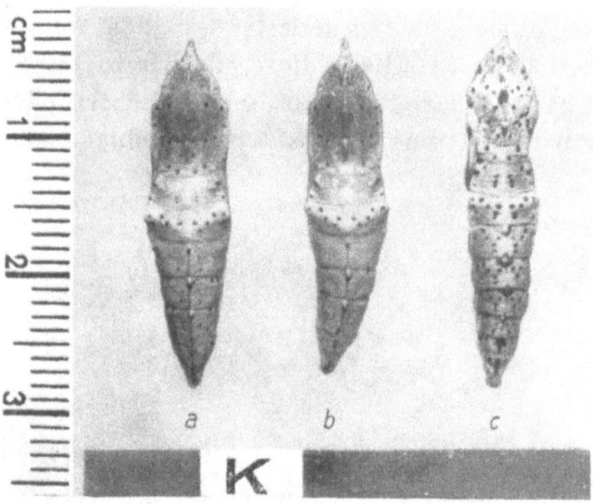

Abb. 5. Ausbleiben der Untergrundanpassung der Puppen von Pieris brassicae (in diesem Falle auf Gelb) nach experimenteller Entfernung des ersten Thoracalganglions. a, b. (K) an den Untergrund angepaßte Puppen; c Puppe ohne Anpassung nach Exstirpation des 1. Thoracalganglions auf dem letzten Raupenstadium (Nach unveröffentlichten Untersuchungen von J. UNGER)

z. T. schon länger bei Weißlingen (Pieriden), Rittern, Segelfaltern (Papilioniden) und Vanessiden (Trauermantel, Fuchs) bekannt. Die Determination der jeweiligen Färbung erfolgt durch Umweltsfaktoren während der Larvenperiode unmittelbar vor der Verpuppung (Abb. 4). Durch Schnürungen hinter dem ersten Thoraxsegment oder auch durch Entfernung des Gehirns einschließlich des ersten Thoracalganglions bei Raupen des Kohlweißlings Pieris brassicae kann die Anpassung der Larven an den jeweiligen Untergrund unterbunden werden

(Abb. 5). Implantation eines Prothoracalganglions in ganglionlose Tiere ermöglicht die verloren gegangene Farbanpassung wieder Ganz ähnlich wie bei Papilioniden scheint auch hier das Prothoracalganglion der Hormonbildungsort für die Vorgänge der Ausfärbung zu sein, das nervös vom Gehirn aus gesteuert wird (HIDAKA 1961; OHTAKI 1961; UNGER 1963).

Die Erkenntnis über das Vorkommen hormonaler Substanzen im Zentralnervensystem der Insekten führte uns vor Jahren zu dem ersten Versuch, aus dem Zentralnervensystem der Küchenschabe Periplaneta americana die Wirkfaktoren zu extrahieren und zu isolieren. Das Ergebnis dieser mehrjährigen Untersuchungen, die unsere zoologische Arbeitsgruppe gemeinsam mit einer biochemischen durchführte, ist die Feststellung von 4 Wirkungsfaktoren (GERSCH, FISCHER, UNGER, KOCH 1960; GERSCH, UNGER, FISCHER, KAPITZA 1963). Von diesen sind zwei. Acetylcholin und Serotonin, als nervös-humorale Wirksubstanzen im Tierreich weit verbreitet und gut bekannt. Die beiden Neurohormone C und D konnten als erste dieser Stoffgruppe bei niederen Tieren kristallin gewonnen werden. Angaben über ihre chemische Natur sind zwar noch nicht möglich. Vieles spricht für ihre Peptidnatur (Abb. 6). Ganz neuerdings hat sich gezeigt, daß die gleichen 4 Faktoren auch im Zentralnervensystem der Krebse vorkommen. Damit lassen sich zugleich eine Anzahl in der Literatur mit indifferenten Namen gekennzeichneten Wirksubstanzen identifizieren.

Das Vorkommen der beiden Neurohormone C und D bietet ebenfalls wieder einen Hinweis für die genannte ursprüngliche Einheitlichkeit des gesamten Zentralnervensystems in endokriner Hinsicht. Daher erhob sich zwangsläufig die Frage, ob einer dieser Faktoren dem Aktivationshormon der Insektenmetamorphose entspricht. zumal die aus verschiedenen Bereichen des Zentralnervensystems extrahierten Substanzen auch anderweitige hormonale Wirkungen besitzen.

Einen für die experimentelle Prüfung dieser Frage geeigneten Test stellen die larvalen Hinterenden der Schmeißfliege Calliphora erythrocephala dar. an deren Vorderende nach Schnürung vor der kritischen Periode Pupariumbildung ausgelöst wird. Dagegen bleibt das Hinterende infolge der frühzeitigen Isolierung von der Hormonquelle larval (Abb. 7). Dieses larvale Hinterende dient als Testobjekt.

Bereits in früheren Experimenten war gezeigt worden, daß die Pupariumbildung durch Implantation eines aktiven Hormonkomplexes induziert wird, der bei Dipteren aus dem Gehirn und der ihn ansitzenden Ringdrüse besteht (POSSOMPÉS 1950). Im Gegensatz zu früherer Auffassung konnten wir nachweisen daß Pupariumbildung auch dann eintritt, wenn man Gehirnexrakte von Calliphora injiziert und gleichzeitig eine noch unreife Ringdrüse in die Halbmaden implantiert (GERSCH 1962; BERGER 1963). Dabei kann noch nicht gesagt werden.

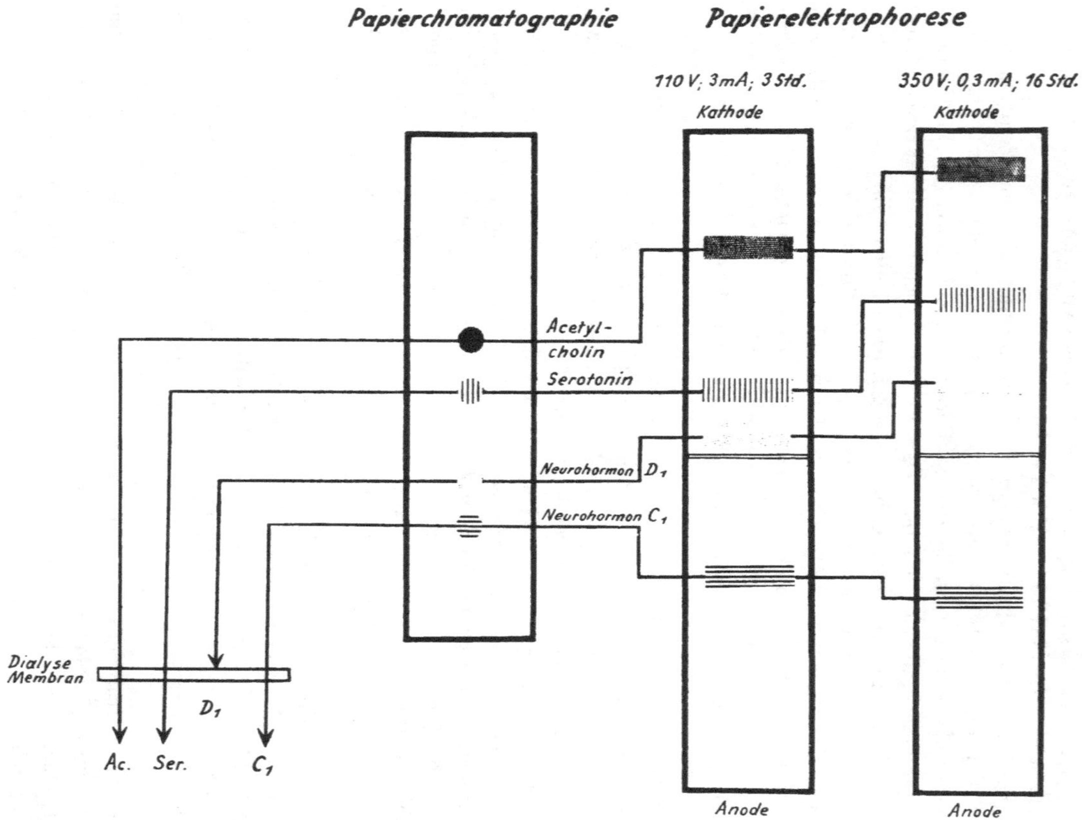

Abb. 6. Übersicht über die papierchromatographische und papierelektrophoretische Trennung der vier Wirkfaktoren aus dem Nervensystem von Insekten und Krebsen; Acetylcholin, Serotonin, Neurohormon C_1 und Neurohormon D_1. (Nach GERSCH, UNGER, FISCHER und KAPITZA 1963, Entwurf des Diagramms von H. UNGER)

ob das im Extrakt enthaltene Gehirnhormon die Ringdrüse lediglich zur Ausschüttung des Häutungshormons oder aber zur Bildung und Reifung veranlaßt. Letzteres erscheint nach den neuen Versuchsergebnissen wahrscheinlicher. Ebenso wie Extrakte des Gehirns sind auch Extrakte der Corpora cardiaca zusammen mit einer implantierten unreifen Ringdrüse wirksam. Hierbei wurden 80 Corpora

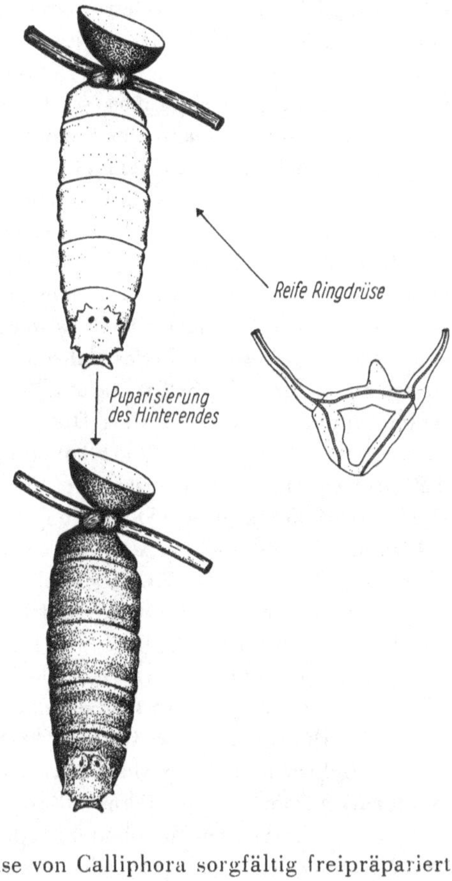

Abb. 7. „Calliphora-Test", Implantation einer induzierten (reifen) Ringdrüse in die larvale Halbmade von Calliphora führt zur Pupariumbildung des Hinterendes

cardiaca aus dem Bereich der Ringdrüse von Calliphora sorgfältig freipräpariert und in 0,3 ml Ringerlösung aufgenommen. Zur Injektion gelangten jeweils 0,01 ml Extrakt, was ca. 2,7 Corpora cardiaca äquivalent ist. Von 21 Abdomina zeigten sich bei 5 Total- und bei 4 Teilverpuppungen.

Das Gehirnhormon ist nicht artspezifisch. Injiziert man Gehirnextrakte oder Extrakte der Corpora cardiaca der Küchenschabe Periplaneta bei gleichzeitiger Implantation einer unreifen Ringdrüse von Calliphora in die Testabdomina, läßt sich ebenfalls die Pupariumbildung erzwingen. Daraus ist zu schließen, daß auch in diesen Extrakten das Aktivationshormon enthalten ist. Zugleich waren damit die Voraussetzungen gegeben, die aus dem Zentralnervensystem von Periplaneta isolierten Wirkfaktoren hinsichtlich ihres Einflusses auf die Metamorphosestimulation zu prüfen. Als Ergebnis dieser Versuche zeigte sich, daß nur die Injektion von Neurohormon D bei gleichzeitiger Implantation einer unreifen Ringdrüse in das larvale Hinterende einer Calliphora-Halbmade Pupariumbildung auslöst. Dagegen blieben die anderen Faktoren ohne Wirkung. Möglicherweise handelt es sich daher bei Neurohormon D um einen dem Aktivationsfaktor der Insektenmetamorphose sehr ähnlichen oder identischen Faktor.

Nach Auffassung japanischer Autoren, die ebenfalls mit der Reindarstellung des Aktivationsfaktors aus dem Gehirn der Seidenspinnerpuppen sehr intensiv beschäftigt sind, soll es sich bei dem Gehirnfaktor um Cholesterin handeln (KOBAYASHI, KIRIMURA und SAITO 1962 a, b). Gegen diese Auffassung sind allerdings gewisse Bedenken zu äußern. Außer der Einschränkung, die gegenüber dem „Enthirnungstest" mit dem gearbeitet wurde, gemacht werden muß, überrascht das Vorkommen von Cholesterin nicht. Diese Substanz ist bei Insekten neben weiteren Steroiden in der Nahrung der Insekten und auch in verschiedenen Geweben anzutreffen. Selbst vermögen Insekten jedoch Cholesterin nicht zu synthetisieren (GILMOUR 1961). Die Versuche am „Calliphora-Test", in denen Cholesterin entweder in 0,9% alkoholischer Lösung injiziert oder kristallin in die larvalen Halbmaden zusammen mit einer unreifen Ringdrüse implantiert wurden, verliefen negativ (SAAR 1963).

Ebenso wie die Insekten wachsen auch die anderen Gliedertiere in einzelnen Häutungsschritten. Nur für die Krebse ist bisher ihre hormonale Steuerung nachgewiesen. Hierbei ist aufschlußreich, daß der endokrine Kopfbereich wiederum einer im Brustabschnitt liegenden Häutungsdrüse übergeordnet ist.

Bei den Tausendfüßern (Myriapoden) besteht nach neuen Befunden meines Mitarbeiters SCHEFFEL (1963) ebenfalls eine hormonale Kontrolle der Häutungsvorgänge. Ähnlich den Verhältnissen bei Insekten scheint das neurokrine Kopfsystem (Gehirn und Cerebraldrüse) ein im 1. Kieferfußsegment anzunehmendes Häutungszentrum zu stimulieren. Diese Annahme stützt sich auf Schnürungsversuche mit Larven des Steinläufers Lithobius forficatus. Dekapition von Larven des 2. anamorphen Stadiums selbst unmittelbar nach der ersten Häutung verhindert die nächste Häutung nicht. Dagegen kommt es zu erheblicher Verzögerung und auch zu völliger Hemmung des folgenden Häutungsschrittes, wenn solche Larven zwischen dem ersten und zweiten Laufbeinsegment geschnürt und anschließend der vor der Schnürstelle befindliche Körperteil entfernt wurde. Die Versuchsergebnisse lassen vermuten, daß in den ersten Körpersegmenten ein häutungsförderndes Zentrum liegt, das von dem neurokrinen Kopfsystem ähnlich wie bei Insekten gesteuert wird. Genaue Hinweise über Art und Lage dieses

Häutungszentrums fehlen noch. Es zeigt sich somit insgesamt für alle bisher untersuchten Gliedertiere ein in den Grundzügen weitgehend übereinstimmendes Bild der hormonalen Steuerung der Häutungsvorgänge.

Wachstums- und Häutungsvorgänge sind stets mit verschiedenen Prozessen des Stoffwechsels verknüpft. Es überrascht daher kaum, daß auch Vorgänge des Stoffwechsels bei niederen Tieren direkt oder indirekt hormonal reguliert werden.

Einen geeigneten Maßstab für die Intensität des Stoffwechsels bildet die *Atmungsintensität.* Die Entfernung der Augenstiele bei Krebsen, was mit der Ausschaltung des Hemmungszentrums für die Häutung gleichbedeutend ist, führt zu einem Anstieg der Atmung. In ähnlicher Weise läßt sich bei Halbmaden der Schmeißfliege Calliphora erythrocephala, die unmittelbar nach der kritischen Periode geschnürt wurden, ein deutlicher Anstieg der Atmung mit einsetzender Pupariumbildung feststellen. Halbmaden, die man vor der kritischen Periode schnürte, weisen in Verbindung mit dem Ausbleiben der Weiterentwicklung demgegenüber einen allmählichen Atmungsabfall auf (Abb. 8). Die Veränderungen der Atmungsintensitäten stehen sowohl im Falle der Krebse als auch der Insekten in engster Beziehung zu den an den Entwicklungsvorgängen beteiligten Hormonen.

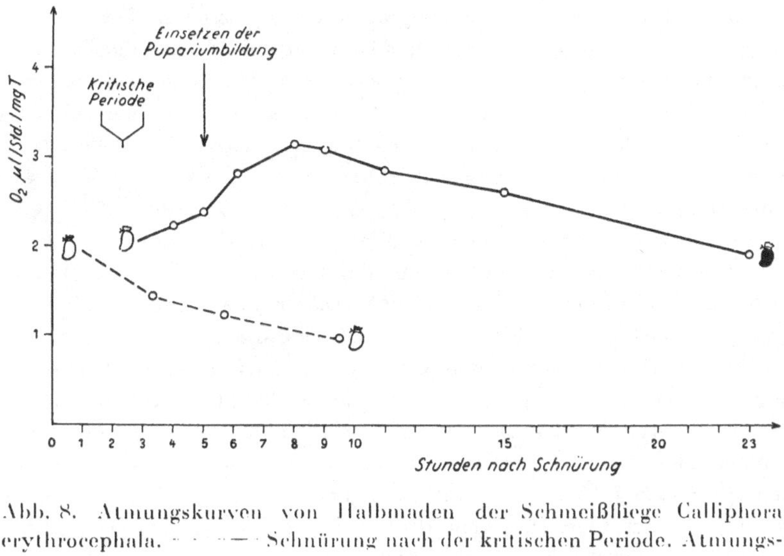

Abb. 8. Atmungskurven von Halbmaden der Schmeißfliege Calliphora erythrocephala. ——— Schnürung nach der kritischen Periode. Atmungssteigerung in unmittelbarer Beziehung zur Pupariumbildung. ------ Die vor der kritischen Periode geschnürte Made verpuppt sich nicht und weist auch keine Atmungssteigerung auf. (Nach unveröffentlichen Untersuchungen von W. Saar.)

Die bisherige Erörterung erstreckte sich ausschließlich auf die Verhältnisse bei Arthropoden, insbesondere bei Krebsen und Insekten. Das mag mit der Tatsache gerechtfertigt erscheinen, daß die hormonale Situation dieser beiden Tiergruppen besonders eingehend untersucht und daher bekannt ist. Die Insekten verfügen überdies innerhalb der wirbellosen Tiere über das differenzierteste Hormonsystem. Es wäre jedoch irrig anzunehmen, die hormonale Regulation bei niederen Tieren beschränke sich auf diese wenigen Gruppen. Mehr und mehr lernen wir *neue Hormonwirkungen* kennen. Bezeichnenderweise steht überall das System der Neurohormone entweder als primäres oder als übergeordnetes Prinzip voran. Neben den z. T. schon älteren Erfahrungen der Steuerung des physiologischen Farbwechsels bei verschiedenen Tiergruppen, in erster Linie den Krebsen, betreffen sie die Regulation von Regenerationsvorgängen bei Anneliden, Turbellarien, Crustaceen, die Steuerung der Geschlechtsausbildung und der Geschlechtsvorgänge bei Anneliden, Mollusken, Echinodermen und Arthropoden, die Regulation von Bewegungsmechanismen innerer Organe vor allem bei Arthropoden und Mollusken, die Steuerung von Wasserhaushalt und anderen grundlegenden Stoffwechselprozessen in mehreren Tiergruppen und die Steuerung von Verhaltensweisen und physiologischen Rhythmen.

Ohne hierbei auf besondere Einzelheiten einzugehen, läßt diese Übersicht die vielseitige Art hormonaler Steuerung auch bei wirbellosen Tieren erkennen. Belangreich und von grundsätzlicher Bedeutung erscheint dabei die Tatsache, daß *dem neurokrinen System hierbei eine primäre funktionelle Bedeutung zukommt.*

Ein Beispiel aus dem *Bereich biologischer Verhaltensweisen* und seiner hormonalen Kontrolle, das wir in allerjüngster Zeit in bezug zu den isolierten Neurohormonen untersuchten, kann uns abschließend nochmals den großen Umfang und die Kompliziertheit dieses Fragenkomplexes vor Augen führen.

Es ist schon seit längerer Zeit bekannt, daß die Gottesanbeterin wie auch andere Heuschrecken nach Entfernung des Gehirns eine erhöhte Bewegungsaktivität und dekapitierte Männchen eine erhöhte Paarungsbereitschaft zeigen. Neuere Untersuchungen haben ergeben, daß sich diese Erscheinungen mit der Ausschaltung eines Hemmzentrums erklären, das im Unterschlundganglion sitzt. Von hier werden die motorischen Neurone, die die Phallusmuskulatur innervieren, über die Nervenbahn des Bauchmarks im Stadium der Hemmung belassen. Durchschneidung des Nervenstranges zwischen Unterschlundganglion und letztem Hinterleibsganglion führt zur Aufhebung der Hemmung. Ebenso bewirkt die Trennung des Brustbereiches vom Hinterleib die Entblockung der gehemmten Kopulationsbewegungen in dem abgetrennten Abdomen.

Auch bei Männchen der Schnake Tipula lassen sich länger andauernde Paarungsbewegungen durch Dekapitation auslösen. (GERSCH, noch unveröffentlicht). Bei Weibchen erfolgt parallel hierzu spontane Eiablage (LAUGHLIN 1958).

Entsprechende Verhältnisse liegen auch bei Schaben vor. Auch hier besteht ein kompliziertes System spontan aktiver Neurone, die einerseits für die Bewegungsaktivität verantwortlich sind, die aber andererseits zugleich Hemmzentren unterstehen. Die durch Enthauptung bzw. Ausschaltung des Unterschlundganglions herbeigeführte Enthemmung kann an Hand der dann auftretenden Impulse an bestimmten Nerven mittels eines Oszillographen sichtbar gemacht werden. Die Impulsmessungen wurden am 10. Abdominalnerven von Periplaneta americana-Männchen durchgeführt. Dabei war von der Feststellung auszugehen, daß Extrakte der Corpora cardiaca der Schabe die Impulsaktivität stimulieren (Milburne und Roeder 1962). Unsere Untersuchungen über die Art und das Vorkommen dieses Wirkfaktors erfolgten an Nervenpräparaten, die in einem eigens gebauten 100-fachen RC-Vorverstärker eingebracht waren, wobei die am Nerven angelegten Mikroelektronen mit einem Zweistrahl-Oszillographen verbunden waren (Abb. 9).

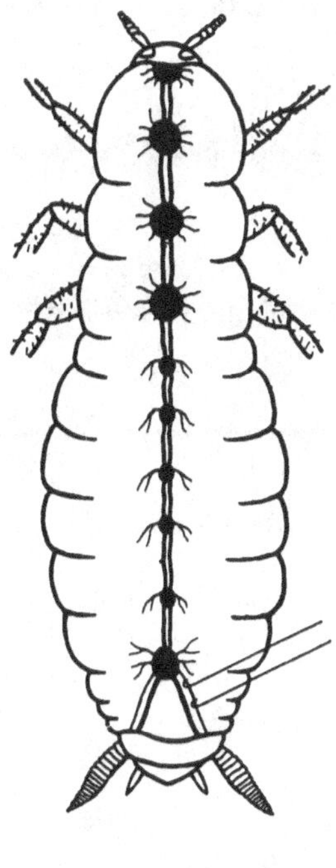

Abb. 9. Schematische Übersicht über das Bauchmark und die Ableitung der Nervenimpulse bei Periplaneta americana

Die Extrakte folgender Anteile des Zentralnervensystems von Periplaneta americana wurden getrennt voneinander getestet: Gehirn, Corpora cardiaca, Unterschlundganglion, die 3 Thoracalganglien und ebenfalls gemeinsam die 6 Abdominalganglien. Hinzu kamen noch die Extrakte der Corpora allata. Die stärkste Aktivität lösten die Extrakte der Corpora cardiaca aus. Aber auch die Extrakte des Gehirns, des Unterschlundganglions, der Thoracal- und Abdominalganglien erwiesen sich als wirksam. Keinerlei Aktivität zeigten die Extrakte der Corpora allata. Das Ergebnis beweist, daß alle Bereiche des Zentralnervensystems den Wirkfaktor enthalten, der die Impulse am Phallusnerven verursacht. (GERSCH und RICHTER 1963).

Von besonderem Interesse erschien die Untersuchung der Wirkung der aus dem Nervensystem isolierten und neuerdings teilweise auch identifizierten Faktoren (GERSCH, UNGER, FISCHER und KAPITZA 1963). Dies ergab folgendes: Acetylcholin besitzt keine, Serotonin nur eine sehr schwache, keinesfalls mit der des Corpora cardiaca-Extraktes vergleichbare Wirkung. Die gereinigten Präparate der beiden Neurohormone C_1 und D_1 verhielten sich unterschiedlich. Allein Neurohormon D_1 erwies sich als außerordentlich wirksam (Abb. 10). Es kann daher angenommen werden, daß es den aktiven Faktor der Corpora cardiaca wie auch den anderer Bereiche des Zentralnervensystems ausmacht.

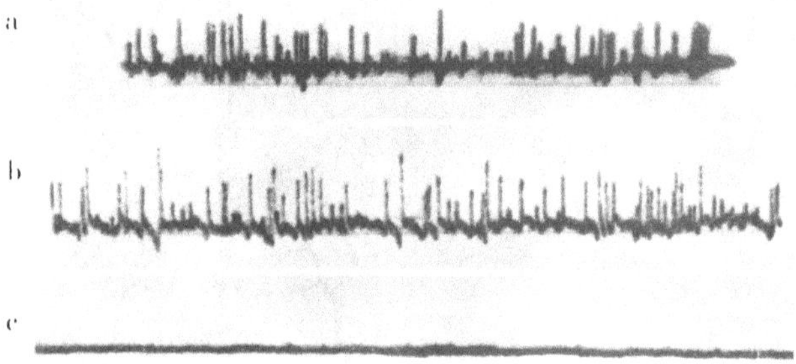

Abb. 10. Wirkung von Neurohormonen auf die Aktivität des Phallusnerven von Periplaneta americana. a Extrakt der Corpora cardiaca verursacht Auftreten starker Nervenimpulse. b Gleiche Wirkung durch Neurohormon D. c Neurohormon C dagegen wirkungslos. (Nach GERSCH und RICHTER. 1963

Mit dieser Feststellung wird unsere Aufmerksamkeit auf ein sehr grundsätzliches und zur Zeit noch völlig ungeklärtes Problem gerichtet. Extrakte der Corpora cardiaca der Insekten greifen als Regulatoren in sehr verschiedene Prozesse wie Entwicklungs- und Stoffwechselvorgänge, Herztätigkeit, physiologischen Farbwechsel und Verhaltensweisen ein. Es ist bisher nicht zu erkennen, ob diese jeweils von verschiedenen Faktoren aus diesem Organ gesteuert werden. Wenn das aber nicht der Fall ist, erhebt sich die Frage, wie sich eine so unterschiedliche Wirkungsweise ein und desselben Hormons im Organismus erklären läßt.

Aus den verschiedenen morphologischen und physiologischen Befunden hormonaler Regulation bei wirbellosen Tieren, von denen hier einzelne Beispiele angeführt worden sind, lassen sich *einige grundsätzliche Aussagen und Schlußfolgerungen* ableiten:

1. Sekretorisch tätige Nervenzellen sind bereits bei sehr niedrig organisierten Organismen anzutreffen. Die damit verbundene Bildung von Neurohormonen muß daher als eine phylogenetisch sehr alte Form der Koordination auf stofflicher Grundlage angesehen werden. Da sie bereits funktioniert, ehe andere Arten hormonaler Regulation erkennbar sind, stellt die Neurokrinie die ursprünglichste Form hormonaler Regulation im Tierreich überhaupt dar. Die Nervenzelle ist offensichtlich von vornherein und grundsätzlich in der Lage, ihre Koordinationsleistung auf stofflicher Basis wahrzunehmen, so daß eine Unterscheidung zwischen „nervöser" und „hormonaler" Tätigkeit ursprünglich nicht vorzuliegen scheint. Wir können an dieser Stelle nicht erörtern, welche Auswirkungen diese Auffassungen auf das von der klassischen Neuronenlehre entworfene Bild von der Funktion der Nervenzelle haben werden.

2. Damit wird jedoch weiterhin verständlich, daß in der ursprünglichen Form das gesamte Nervensystem auch in endokriner Hinsicht eine funktionelle Einheit bildet. Dies prägt sich darin aus, daß Sekretionszellen in allen Bereichen des Nervensystems vorhanden bzw. hormonale Wirkfaktoren aus verschiedenen Teilen extrahierbar sind.

3. Aus diesen Erkenntnissen läßt sich die primäre funktionelle Bedeutung verstehen, die dem neurokrinen System für die Regulation zahlreicher wichtiger Lebensvorgänge zukommt. Ebenso erklärt sich damit die Tatsache, daß überall dort, wo außer dem neurokrinen Apparat noch andere Hormondrüsen entwickelt sind, jener eine übergeordnete Stellung den Hormondrüsen gegenüber einnimmt.

Sehr aufschlußreich für das Verständnis einer phylogenetischen Entwicklung des Hormonsystems erscheint die vergleichende Betrachtung der Speicherorgane für Neurosekret. In Anlehnung an eine zunächst nur auf die Verhältnisse der höheren Krebse bezogenen Bezeichnung möchten wir sie grundsätzlich als Neurohaemalorgane bezeichnen (Carlisle und Knowles 1953; Gersch 1964). Sie sind im oder in enger Anlehnung an das Zentralnervensystem ausgebildet. Bei verschiedenen Tierstämmen treten Unterschiede im Grad der Vollkommenheit auf. Im einfachsten Fall stellt das Neurohaemalorgan lediglich einen Ort zusammenführender und aufgefaserter, sekretführender Axone dar. In differenzierterer Form werden die Speicherorte durch Bindegewebe oder durch Epithelien abgegrenzt und zugleich eingeschlossen.

Der Bedeutung des Gehirns als Hauptproduktionsort für die Neurohormone entsprechend, finden sich Neurohaemalorgane sehr häufig ihm ein- bzw. angelagert. Sie können aber auch in anderen Teilen des Zentralnervensystems vorkommen. Beispiele hierfür bieten die Krebse. Bei ihnen wie auch bei dem Egel Piscicola wurden einfache Speicherorte für Neurosekret selbst im Bauchmark festgestellt (v. TÜMPLING 1964).

Ein weiterer Schritt der Differenzierung von Neurohaemalorganen ist in der anatomischen Trennung von Gehirn und Gehirnanhangs„drüsen" zu erblicken. Keineswegs handelt es sich aber bei diesen Organen um „Drüsen" im eigentlichen Sinne, sondern um Speicherorte für Neurosekret, deren Herkunft aus dem Nervensystem und deren funktionelle Beziehung zu den Produktionsorten im Gehirn erkennbar bleiben. Beispiele dieser Art von Neurohaemalorganen stellen u. a. außer der Sinusdrüse der Malacostracen die Cerebraldrüse der Myriapoden, die Corpora cardiaca der Insekten und sicherlich auch die schon seit längerem als neuroglanduläre Drüsen gekennzeichneten Cerebralorgane der Nemertinen dar. Für die letztgenannten Organe ist anzunehmen, daß sie außer ihrer urspünglichen Speicherfunktion möglicherweise noch eigene Sekrete erzeugen. Hierin kann ein weiterer Schritt in Richtung der Entstehung „typischer Hormondrüsen" mit eigener Sekretproduktion gesehen werden.

Die Kategorie solcher Drüsen habe ich als „neuroendokrine Hormondrüsen" bezeichnet (GERSCH 1964). Sie entstehen, vom Nervensystem unabhängig, als ektodermale Bildungen und zeichnen sich nach ihrer Differenzierung durch die Produktion eigener Hormone aus. Im Laufe der Ontogenese erlangen sie eine anatomische und funktionelle Beziehung zum neurokrinen System. Im Gegensatz zu den weiterdifferenzierten Neurohaemalorganen vom Typ der Corpora cardiaca der Insekten besteht ihre primäre Funktion in der Erzeugung eigener Sekrete, zu der zusätzlich gegebenenfalls die Speicherung von Neurosekret hinzukommen kann. Zu diesem Typus zählen als am besten bekanntes Beispiel die Corpora allata der Insekten, weiterhin die Follikeldrüse mancher Pulmonaten, vielleicht auch bestimmte Drüsen des retrocerebralen Komplexes der Myriapoden und Arachniden.

Schließlich trifft man bei Cephalopoden und vor allem bei Arthropoden noch „echte Hormondrüsen" an, d. h. solche, die sich unabhängig vom neurokrinen System ähnlich den neuroendokrinen Hormondrüsen entwickeln und bei denen im Gegensatz zu diesen die getrennte morphologische Situation erhalten bleibt. Hierzu gehören vor allem die Prothoracal- bzw. Ventraldrüsen der Insekten, die Carapaxdrüse (Y-Organ) der Malacostracen und möglicherweise verschiedene bisher nicht näher bekannte Gebilde der Spinnen und Milben. Charakteristisch ist für diese Organe, soweit sie bisher näher untersucht sind und daher eine genaue Aussage möglich wird, ihre ektodermale Herkunft und ihre funktionelle

Unterstellung unter das neurokrine System. Hierin kann man abermals einen Hinweis dafür erblicken, daß das neurokrine System als primäre hormonale Regulationsform anzusprechen ist. Zugleich wird augenfällig, daß bei wirbellosen Tieren außer den verschiedenen Erscheinungsformen der Neurokrinie einschließlich der Speicherorgane auch typische Hormondrüsen ausgebildet sind.

Diese gedrängte Übersicht des stufenweise vorliegenden Aufbauprinzips vom Hormonsystem der wirbellosen Tiere bietet eine wertvolle Grundlage zu einem *Vergleich der grundsätzlichen Verhältnisse des Hormonsystems der Wirbeltiere.*

Seit langem ist die Analogie zwischen dem Gehirn-Anhangsdrüsen-Komplex der Insekten bzw. dem System Gehirn-Sinusdrüse bei Krebsen einerseits und dem Hypothalamus-Hypophysensystem der Wirbeltiere andererseits bekannt. Ebenso wie die neurokrinen Speicherorgane entsteht die sog. Neurohypophyse der Wirbeltiere aus dem Gehirn. Sie stellt einen Speicherort für die aus den neurosekretorischen Kernbereichen des Zwischenhirns (Hypothalamus) auf Nervenbahnen zugeleiteten Neurosekrete dar. Es besteht Anlaß anzunehmen, daß das neurosekretorische Hypothalamus-Hypophysensystem der höheren Wirbeltiere als ein funktionsfähig gebliebener Anteil eines ehemals viel ausgedehnteren, ursprünglichen Systems zu bewerten ist. Damit erscheint die Analogie des Hypothalamus-Hypophysensystems der Wirbeltiere mit dem Gehirnkomplex der Gliedertiere in einem anderen Licht verständlich.

Die Hypophyse ist jedoch eine zusammengesetzte Drüse, deren anderer Anteil, der Hypophysenvorderlappen, sich entwicklungsgeschichtlich von einer Ausstülpung des Mundhöhlendaches ableitet. Die Hypophysen- oder RATHKE'sche Tasche gewinnt durch dorsalwärts gerichtetes Wachstum Verbindung mit der Neurohypophyse (Abb. 11). Die entsprechenden Bildungsvorgänge vollziehen sich prinzipiell auch am Kopfkomplex der Insekten. Die Corpora allata, Pro-

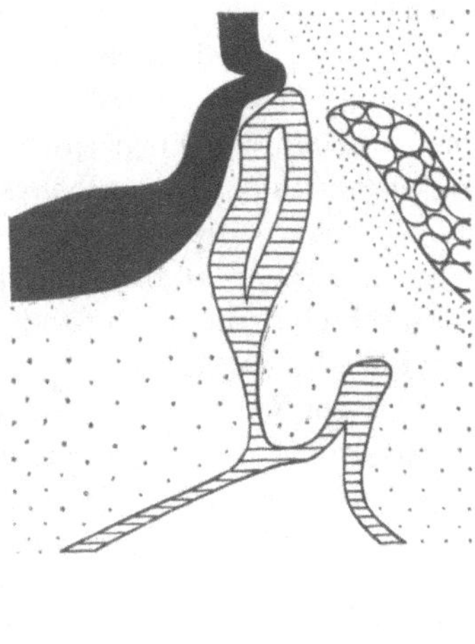

Abb. 11. Schematische Übersicht über die Entwicklung des Hypophysenvorderlappens aus dem Mundhöhlendach der Wirbeltiere

duktionsorte des Larvalhormons, leiten sich von ektodermalen Zellhaufen bzw. Einstülpungen ab, die im Verlauf der weiteren Ontogenese an das Dorsalgefäß herangezogen werden. Zugleich entsteht hier eine mehr oder weniger enge Verbindung mit den Corpora cardiaca, die als Speicherorgane des neurokrinen Systems zu betrachten sind (Abb. 12).

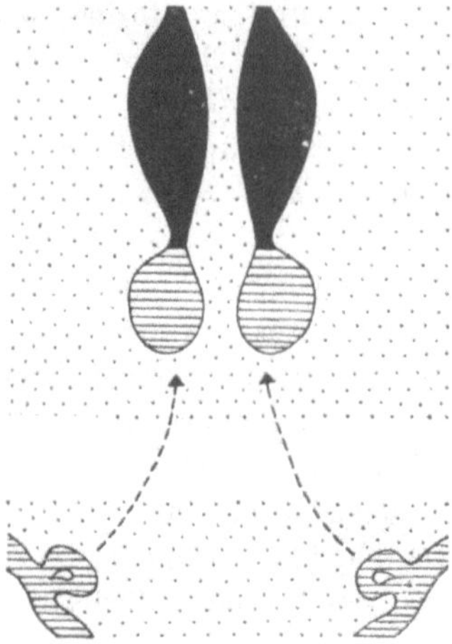

Abb. 12. Schematische Übersicht über die ontogenetische Entwicklung der Corpora allata der Insekten aus Ektoderm und ihre Angliederung an das neurokrine System

Die Parallele in der Entstehungsweise und im weiteren Verhalten zwischen den Corpora allata der Insekten und der Adenohypophyse der Wirbeltiere führt dazu, die schon länger bekannte Analogie zwischen dem Komplex Gehirn-Corpora cardiaca der Insekten und dem Hypothalamus-Neurohypophysensystem der Wirbeltiere zu erweitern. Der Vergleich läßt sich auch auf den Hypophysenvorderlappen ausdehnen und die dem ektodermalen Munddachepithel entstammende Adenohypophyse den ebenfalls ektodermalen Kopfbereichen entstammenden Corpora allata zur Seite stellen.

Bei dem jetzigen Stand unserer Kenntnisse erscheint es ohne Zweifel unsicher und verfrüht, die ontogenetisch-anatomische Analogie der Corpora allata der Insekten mit der Adenohypophyse der Wirbeltiere auch auf funktionelle Gebiete auszudehnen. Dennoch kann die Parallele zwischen der vielseitigen stoffwechselregulatorischen Tätigkeit des Hypophysenvorderlappens der Wirbeltiere mit der stoffwechselphysiologisch regulierenden Bedeutung der Corpora allata der Insekten nicht übersehen werden.

Auch bei Wirbeltieren repräsentieren sich somit die phylogenetisch ursprünglichen Grundzüge des Hormonsystems im neurokrinen Bereich. Hierfür erscheint aufschlußreich, daß außer im Hypothalamus-Neurohypophysensystem noch in anderen Bezirken des Zentralnervensystems Zellgruppen mit sekretorischer Funktion auftreten. Sekretionszellen wurden neuerdings im Rückenmark und in den Spinalganglien des Bachneunauges Lampetra planeri beobachtet. Ältere und neuere Befunde weisen auf das Vorkommen neurosekretorischer Zellen im Rückenmark von Fischen hin. Besonderes Interesse verdient in vergleichend-endokrinologischer Hinsicht eine im kaudalen Ende des Rückenmarks verschiedener Teleostier schon länger bekannte, knotenförmige Anschwellung, die jedoch erst neuerdings als neurosekretorisches Gebilde erkannt wurde (Enami 1955; Sano 1958). Ihre Bezeichnung Neurophysis spinalis caudalis drückt die große Ähnlichkeit mit der Neurohypophyse aus. Es handelt sich um ein Speicherorgan für Neurosekrete, das seiner Struktur und seiner Funktion nach in die Kategorie der Neurohaemalorgane eingeordnet werden kann. Den Knochenfischen vergleichbare Strukturen finden sich auch bei Elasmobranchiern und im Caudalrückenmark von Amphibien und Vögeln (Sano 1961; Fridberg 1962; Ganguly und Ray 1961). Gegenüber den Knochenfischen ist die Neurophysis der Haie weitaus primitiver.

Die hier vertretene Auffassung, daß die Neurokrinie als die primäre Form hormonaler Regulation im Tierreich anzusehen ist und die – wie an einigen wenigen Beispielen dargestellt – bei wirbellosen Tieren mit fortschreitender Erkenntnis ständig neue Bestätigungen erfährt, ist letztlich auch bei Wirbeltieren erkennbar. Allerdings sind hierbei die für diesen Tierstamm charakteristischen Verhältnisse zu berücksichtigen, was in der Bildung von Hormondrüsen aus dem Ento- und Mesoderm zu sehen ist. Die Wandlungsfähigkeit des entodermalen Epithels ergibt sich daraus, daß sich aus ihm sowohl die verschiedenen Epithelarten, die den Darm auskleiden, als auch so verschiedenartige Zellen wie z. B. die Schilddrüse, der Thymus, die Epithelkörperchen und die großen Verdauungsdrüsen, Leber und Pankreas, ableiten. Aus dem Mesoderm stammen die Keimdrüsen und die Nebennierenrinde.

Die vergleichend-endokrinologische Betrachtung lehrt, daß das Hormonsystem ebenso wie auch andere Organsysteme des Tierreichs Entwicklungsstufen aufweist. Für das Hormonsystem schien ein solches Verständnis bisher unmöglich. Die auf morphologischer Grundlage basierende Vorstellung geht von den frühen neurosektretorischen Erscheinungen im Zentralnervensystem primitiver Tierstämme aus und führt bis zur Ausbildung selbständiger Hormondrüsen bei wirbellosen Tieren, von da schließlich auch zum Verständnis der bei Wirbeltieren bestehenden Situation. In gewisser Weise ist mit dieser aus morphologischen Einsichten erwachsenen Vorstellung zugleich auch eine funktionelle Beurteilung verbunden. Hierzu gehört z. B. die Einsicht in die primäre oder auch übergeordnete Stellung, die das neurokrine System sowohl bei wirbellosen Tieren als auch bei Wirbeltieren einnimmt. Es ist zu erwarten, daß die hier begründete Auffassung über die Phylogenie des Hormonsystems künftig noch mehr vor allem die funktionelle Beurteilung der Hormone und ihrer Regulation von Lebenserscheinungen befruchten wird. Einige Ansätze hierfür bestehen bereits, wie z. B. der Vergleich der Hypothalamushormone in den einzelnen Klassen der Wirbeltiere.

Damit wird zugleich auf den besonderen Vorteil vergleichender Betrachtungsweise für grundsätzliche Erkenntnisse und Einsichten auch im Bereich physiologischer Probleme hingewiesen, was in Zukunft noch mehr als bisher Beachtung verdient.

LITERATUR

BERGER, H.: Die Wirkung der Neurohormone auf das Metamorphosegeschehen bei Calliphora erythrocephala Meig. Zool. Jb., Physiol. *70*, 245–265, (1963).

CARLISLE, D. B. und F. G. W. KNOWLES: Neurohaemal organs in Crustaceans. Nature, London *172*, 404–405, (1953).

ENAMI, M.: Studies in neurosecretion. II. Caudal neurosecretory system in the eel. (Anguilla japonica). Gunma J. med. Sci. *4*, 23–36, (1955).

FRIDBERG, G.: The caudal neurosecretory system in some Elasmobranchs. Gen. Comp. Endocrinol. *2*, 249–265, (1962).

GANGULY, D. N. und A. K. RAY: Caudal neurosecretory system in the vertebrates. Science & Culture *27*, 585–586, (1961).

GERSCH, M.: Wesen und Wirkungsweise von Neurohormonen im Tierreich. Naturwissenschaften *44*, 525–532, (1957).

GERSCH, M.: Neurosekretion und Neurohormone bei wirbellosen Tieren. Symp. Biol. Hung. *1*, 153–180, (1960).

GERSCH, M.: The activation hormone of the metamorphosis of Insects. Gen. Comp. Endocrinol. Suppl. *1*, 322–329, (1962).

GERSCH, M.: Vergleichende Endokrinologie der wirbellosen Tiere. Akad. Verl. Ges. Leipzig 1964 (im Druck).

GERSCH, M. und H. BERGER: Die Wirkung isolierter Neurohormone aus Periplaneta americana auf die Pupariumbildung der Schmeißfliege Calliphora erythrocephala. Naturwissenschaften *49*, 262, (1962).

GERSCH, M. und K. RICHTER: Auslösung von Nervenimpulsen durch ein Neurohormon bei Periplaneta americana. Zool. Jb. Physiol. *70*, 301–308, (1963).

GERSCH, M., F. FISCHER, H. UNGER und H. KOCH: Die Isolierung neurohormonaler Faktoren aus dem Nervensystem der Küchenschabe Periplaneta americana. Z. Naturforschg. *15 b*, 319–322, (1960).

GERSCH, M., H. UNGER, F. FISCHER und W. KAPITZA: Identifizierung einiger Wirkstoffe aus dem Nervensystem der Crustaceen und der Insekten. Z. Naturforschg. *18 b*, 587–588, (1963).

GILMOUR, D.: Biochemistry of insects. Academic Press. New York und London. 1961.

HIDAKA, T.: Recherches sur le mécanisme endocrine de l'adaptation chromatique morphologique chez nymphes de Papilio xuthus L. J. of the Fac. of Sci. Univ. Tokoy, Sect. IV, *9*, 223–261. (1961).

KOBAYASHI, M., J. KIRIMURA und M. SAITO: Crystallization of the „brain" hormone of an insect. Nature *195*, 515–516, (1962).

KOBAYASHI, M., J. KIRIMURA und M. SAITO: The „Brain" hormone in an insect, Bombyx mori L. (Lepidoptera). Mushi *36*, 85–92, (1962).

KOLLER, G.: Über Chromatophorensystem, Farbensinn und Farbwechsel bei Crangon vulgaris. Z. vergl. Physiol. *5*, 191–246, (1927).

KOPEČ, S.: Experiments on metamorphosis of insects. Bull. Internat. Acad. Cracovie Sci. nat. Ser. B, 57–60, (1917).

KOPEČ, S: Studies on the necessity of the brain for the inception of insect metamorphosis. Biol. Bull. *42*, 322–342, (1922).

LAUGHLIN, R.: The rearing of crane flies (Tipulidae). Entomologia exp. appl. *1*, 241–245, (1958).

MILBURN, N. S. und K. D. ROEDER: Control of efferent activity in the cockroach terminal abdominal ganglion by extracts of corpora cardiaca. Gen. Endocrinol. *2*, 70–76. (1962).

MILBURN, N., E. A. WEIANT und K. D. ROEDER: The release of efferent nerve activity in the roach, Periplaneta americana, by extrats of the Corpus cardiacum. Biol. Bull. *118*, 111–119, (1960).

OHTAKI, T.: Humoral control of pupal coloration in the cabbage with butterfley, Pieris rapae crucivora. Annotat. Zool. Japon *33*, 97–103, (1960).

PERKINS, E. B.: Color changes in crustaceans, especially in Palaemonetes. J. exp. Zool. *50*, 71–105, (1928).

POSSOMPÉS, B.: Rôle du cerveau aus cours de la métamorphose de Calliphora erythrocephala. Meig. C. R. Acad. Sci. Paris *231*, 594–596, (1950).

ROEDER, K. D., L. TOZIAN und E. A. WEIANT: Endogenous nerve activity and behavior in the mantis and cockroach. J. Insect Physiol. *4*, 45–62, (1960).

SAAR, W.: Diplomarbeit (unveröffentlicht). Stoffwechsel physiologische Verhältnisse bei der Pupariumbildung im Calliphora-Test.

SANO, Y.: Über die Neurophysis (sog. Kaudalhypophyse, „Urohypophyse") des Teleostiers Tinca vulgaris. Z. Zellforschg. *47*, 481–497. (1958).

SANO, Y.: Das caudale neurosekretorische System bei Fischen. Ergebn. Biol. *24*, 191–212, (1961).

SCHEFFEL, H.: Zur Häutungsphysiologie der Chilopoden. Zool. Jb., Physiol. *70*, 284–290, (1963).

v. TÜMPLING, W.: Untersuchungen über Neurosekretion bei Egeln. Z. wiss. Zool. (1964) (im Druck).

UNGER, J.: Diplomarbeit (unveröffentlicht). Farbanpassung der Puppenfärbung bei Pieriden.

Fortsetzung von der 2. Umschlagseite

Heft 2 Dr. PAUL GÜNTHER, Zur Gültigkeit des Huygens'schen Prinzips bei partiellen Differentialgleichungen vom normalen hyperbolischen Typus 43 Seiten – 8° – 1952 – DM 5,–

Heft 3 Dr. ALFRED MÜLLER, Die Schaubarkeit in der Axonometrie 22 Seiten – 3 Falttafeln – 8° – 1952 – DM 3,–

Heft 4 Prof. Dr.-Ing. ENNO HEIDEBROEK, Die Beziehungen zwischen Härte, Schmierung und Verschleißfestigkeit Nachdruck – 40 Seiten – 10 Abbildungen – 8° – 1954 – DM 3,40

Heft 5 Prof. Dr. ROBERT SCHRÖDER, Frauenheilkunde in Forschung und Praxis 22 Seiten – 8° – 1952 – DM 1,35

Heft 6 Dr. ROLF REISSIG, Die pandiagonalen Quadrate vierter Ordnung 54 Seiten – 8° – 1952 – DM 5,–

Heft 7 Prof. Dr. MAX ROBITZSCH, Die Erforschung der Atmosphäre, ihre Methodik und ihre Probleme 30 Seiten – 12 Abbildungen – 4 Kunstdrucktafeln – 8° – 1953 – DM 2,50

Band 101

Heft 1 Prof. Dr. KURT SCHWABE, Periodische Erscheinungen bei der anodischen Auflösung des Zinks 33 Seiten – 14 Abbildungen – 8° – 1954 – DM 3,–

Heft 2 Dr. UDO PIRL, Positive Lösungen einer nichtlinearen Integralgleichung 44 Seiten – 2 Abbildungen – 8° – 1953 – DM 4,–

Heft 3 Dr. JOACHIM FOCKE, Asymptotische Entwicklungen mittels der Methode der stationären Phase 2. unveränderte Auflage – 48 Seiten – 8° – 1957 – DM 4,80 *(vergriffen)*

Heft 4 Prof. Dr. HANS SALIÉ, Zur Verteilung natürlicher Zahlen auf elementfremde Klassen 26 Seiten – 8° – 1954 – DM 2,50

Heft 5 Prof. Dr.-Ing. ENNO HEIDEBROEK, Die Verantwortlichkeit des Ingenieurs 22 Seiten – 8° – 1954 – DM 1,– *(vergriffen)*

Heft 6 Prof. Dr. HANS SCHUBERT / Dr. ERICH SCHINCKE, Zur Ermittlung von Unterschallströmungen mit der Transformationsmethode bei quadratischer Approximation der Adiabate 32 Seiten – 6 Abbildungen – 2 Tabellen – 8° – 1955 – DM 2,30

Heft 7 Dr. HELMUT SCHAEFER, Neue Existenzsätze in der Theorie nichtlinearer Integralgleichungen 40 Seiten – 8° – 1955 – DM 2,40

Band 102

Heft 1 Dr. PAUL GÜNTHER, Über einige spezielle Probleme aus der Theorie der linearen partiellen Differentialgleichungen zweiter Ordnung 50 Seiten – 8° – 1957 – DM 4,60 *(vergriffen)*

Heft 2 Prof. Dr. HANS SCHUBERT / Dr. ERICH SCHINCKE, Zum Konturproblem der Hodographenmethode im Unterschall 25 Seiten – 8° – 1957 – DM 2,20

Heft 3 Prof. Dr. FRANZ RUNGE, Über die Polymerisation ungesättigter organischer Verbindungen 13 Seiten – 1 Tabelle – 8° – 1957 – DM 1,–

Heft 4 Dr. VICTOR VÂLCOVICI, Une extension des liaisons non holonomes et des principes variationnels 39 Seiten – 8° – 1958 – DM 2,40

Heft 5 Dr. ROLF KLÖTZLER, Beiträge zur Theorie mehrdimensionaler Variationsprobleme mit geknickten Extremalen 72 Seiten – 8° – 1958 – DM 4,30

Heft 6 Prof. Dr. PAULA HERTWIG, Strahlenschäden und Strahlenschutz im zellulären Bereich 43 Seiten – 14 Abbildungen i. Text u. a. 4 Tafeln – 6 Tabellen – 8° – 1957 – DM 2,–

Heft 7 Prof. Dr. WILHELM TREIBS, Entwicklungslinien der organischen Chemie 25 Seiten – 8° – 1957 – DM 1,40–

Band 103

Heft 1 Prof. Dr. GEORG SPACKELER, Über die Möglichkeit einer Lieferung von Magnesiumsulfat als Düngemittel seitens des Kalibergbaus der Deutschen Demokratischen Republik.
Prof. Dr. ANTON ARLAND, Magnesium im Landbau 38 Seiten – 1 Abbildung – 2 Landkarten – 8° – 1958 – DM 1,90

Heft 2 Prof. Dr. HEINRICH BREDT, Über den Tod. Eine naturwissenschaftliche Betrachtung 26 Seiten – 8° – 1958 – DM 1,10 *(vergriffen)*

Heft 3 Dr. HANS WUSSING, Über Einbettungen endlicher Gruppen 38 S. – 8° – 1958 – DM 2,50

Heft 4 Prof. Dr. ERNST NEEF, Über die Veränderlichkeit unserer geographischen Umwelt 19 Seiten – 8° – 1959 – DM 1,20

Heft 5 Prof. Dr. WOLFGANG LANGENBECK, Zur Biochemie der Spurenmetalle. Mit Diskussionsbeiträgen 16 Seiten – 4 Tabellen – 8° – 1959 – DM 1,–

Heft 6 Prof. Dr. HANS SCHUBERT / Dr. ERICH SCHINCKE, Die Berechnung einer zirkulationslosen Unterschallströmung um den Kreiszylinder mit der Hodographenmethode 42 Seiten – 12 Abbildungen – 4 Tabellen – 8° - 1959 – DM 4,20

Heft 7 Prof. Dr. PAULA HERTWIG, Anpassung, Vererbung und Evolution 35 Seiten – 14 Abbildungen – 8° – 1959 – DM 3,20

Band 104

Heft 1 Prof. Dr. KARL SCHMALFUSS, Über das Ausmaß der biologischen Bindung des elementaren Stickstoffs. Der Einfluß assimilierbarer Stickstoffverbindungen 19 Seiten – 2 Abbildungen – 6 Tabellen – 8° 1960 – DM 1,35

Heft 2 Prof. Dr. ANTON LISSNER, Charakteristische Eigenschaften der Braunkohlen 20 Seiten – 10 Abbildungen – 3 Tabellen – 8° – 1960 – DM 2,–

Heft 3 Prof. Dr. FRITZ STATHER, Zur Charakteristik pflanzlicher und synthetischer Gerbstoffe und deren kombinierte Verwendung bei der Gerbung 19 Seiten – 8° – 1960 – DM 1,10

Heft 4 Prof. Dr. HEINRICH PRELL, Bemerkung zur Geschichte der englischen Längenmaß-Systeme 74 Seiten – 3 Tabellen – 8° – 1962 – DM 4,90

Heft 5 Prof. Dr. OTT-HEINRICH KELLER, Zur Berechnung des Galois'schen Körpers und der Galois'schen Gruppe einer Gleichung in erträglich vielen Schritten 23 Seiten – 8° – 1961 – DM 2,–

Heft 6 Dr. ROLF KLÖTZLER, Die Konstruktion geodätischer Felder im Großen in der Variationsrechnung mehrfacher Integrale 84 Seiten – 1 Abbildung – 8° – 1961 – DM 7,–

Heft 7 Prof. Dr. ARTHUR SIMON, Gitteraufbau und Katalyse bei der Gasentschwefelung 21 Seiten – 16 Abbildungen – 8° – 1961 – DM 2,10

Band 105

Heft 1 Prof. Dr.-Ing. FRITZ OBENAUS, An der Grenze zwischen Hochspannungstechnik und Physik 19 Seiten – 14 Abbildungen – 8° – 1961 – DM 2,40

Heft 2 Prof. Dr. GEORG MERREM, Die klinisch-biologische Wertigkeit der Hirngeschwülste 23 Seiten – 7 Abbildungen – 2 Tabellen – 8° – 1962 – DM 1,90

Heft 3 Dr. ERICH SCHINCKE, Stetige schallnahe Potentialströmungen um eine Familie symmetrischer Profile mit abgerundeter Nase und ihre Grenzlinieneigenschaften 73 Seiten – 23 Abbildungen – 8° – 1963 – DM 8,90

Heft 4 Prof. Dr. WILHELM MAIER, Aus der analytischen Zahlentheorie 15 S. – 8° – 1963 – DM 2,–

Heft 5 Prof. Dr. WOLFGANG BUCHHEIM, Zur Theorie der geoelektrischen Erkundungsmethodik und Systematik der geoelektromagnetischen Effekte *In Vorbereitung*

Heft 6 Prof. Dr. WALTER BREDNOW, Christoph Wilhelm Hufeland, Arzt und Erzieher im Lichte der Aufklärung 25 Seiten – 8° – 1964 – DM 1,65

Heft 7 Dr. HARALD HILBIG, Existenzsatz für begrenzte Potentialströmungen mit Totwasser um ein vorgegebenes Hindernis 52 Seiten – 8° – 1964 – DM 5,20

Band 106

Heft 1 Prof. EGBERT SCHWARZ, Über experimentelle Untersuchungen und klinische Erfahrungen beim alloplastischen Ersatz von Blutgefäßen 22 Seiten – 11 Abbildungen – 8° – 1963 – DM 2,45

Heft 2 *Vorliegendes Heft*

Einzel- oder Fortsetzungsbestellungen durch eine Buchhandlung erbeten. Vor 1945 erschienene Berichte antiquarisch durch den Akademie-Verlag, Berlin, zum Teil noch lieferbar

AKADEMIE-VERLAG • BERLIN

Zeitfracht Medien GmbH
Ferdinand-Jühlke-Straße 7
99095 Erfurt, Deutschland
produktsicherheit@kolibri360.de